食药物质实用手册

主　编　高围溦　贾　杨

副主编　王海丽　周义军　何国忠

上海科学技术出版社

图书在版编目（CIP）数据

食药物质实用手册 / 高围溦，贾杨主编. -- 上海：
上海科学技术出版社，2023.6
ISBN 978-7-5478-6184-4

Ⅰ. ①食… Ⅱ. ①高… ②贾… Ⅲ. ①食物养生—手
册 Ⅳ. ①R247.1-62

中国国家版本馆CIP数据核字(2023)第082050号

食药物质实用手册

主　编　高围溦　贾　杨

副主编　王海丽　周义军　何国忠

上海世纪出版(集团)有限公司
上海 科 学 技 术 出 版 社　出版、发行
（上海市闵行区号景路159弄A座9F-10F）
邮政编码201101　www.sstp.cn
上海光扬印务有限公司印刷
开本 889×1194　1/32　印张 4.25
字数 100千字
2023年6月第1版　2023年6月第1次印刷
ISBN 978-7-5478-6184-4 / R · 2763
定价: 68.00元

本书如有缺页、错装或坏损等严重质量问题，
请向印刷厂联系调换

内容提要

　　促进中医药传承创新发展，有助于我国优秀传统中医药文化更好地造福民众，并能让世界共享中华文明成果。当前，国家十分重视对食药物质的研究利用，以更好地传承创新中医药宝贵经验，保护民间传统食疗和食养文化。

　　食药物质的概念是在中医药先辈们长期药食同源研究的实践基础上，由我国结合当前发展现状而首次提出，截至目前其概念还未广为人知，且纳入其中的名单还在不断增加、完善。本书搜集汇总了国家近年来多次正式发布的食药物质名单，以及近年来正在全国开展试点的食药物质名单，对每种食药物质的基原、所属类别、可食用及药用部位、性味、归经、功效、主治及用法用量逐一进行了介绍，并配以彩色插图，以帮助读者在日常生活中正确区别、科学选择食药物质。

　　本书可供中医药医疗和科研机构、高等院校以及有关食品、保健品等生产加工企业或健康服务及管理机构等相关方面的专业人士参考使用。

编委会

主 编
高围澂　贾　杨

副主编
王海丽　周义军　何国忠

编 委
（按姓氏笔画排序）

王　琼	王春艳	石　云	毕丽娟
刘　弘	刘志琳	孙　瑾	苏丽娜
肖　芸	应嘉炜	张　进	张晶滢
张慧倩	陆　轶	陈　晖	邵明珅
卓鹏伟	庞素银	郑宜南	徐立思
徐燎宇	康　乾	程　勇	蔡轶明

前　言

　　中国古代医药工作者通过长达数千年的临床实践，梳理分析了药物与食物、药疗与食疗（食养）的关系，总结了辨证施治与药食协同作用的理论体系，并运用传统中医基础理论，诠释了人体病理情况下的"集群"失衡态，以天人合一的哲学观，反映慢性病、传染病、地方病、环境职业病等重大流行性疾病防治的整体观与辨证施治思想。党的"二十大"报告明确提出，要推进健康中国建设，促进中医药传承创新发展。而大健康新浪潮下的药食同源，不仅能够促进中国健康产业的高质量发展，更是促进民族文化传承事业，将中医药的影响力推向世界的重要窗口。食药物质的概念则恰如其时地进入了人们的生活。根据国家卫生健康委员会2021年11月发布的《按照传统既是食品又是中药材的物质目录管理规定》通知规定，所谓食药物质是指传统作为食品，且列入《中华人民共和国药典》的物质。纳入食药物质目录的物质应当符合下列要求：（一）有传统上作为食品食用的习惯；（二）已经列入《中华人民共和国药典》；（三）安全性评估未发现食品安全问题；（四）符合中药材资源保护、野生动植物保护、生态保护等相关法律法规规定。并规定，国家卫生健康委员会将会同国家市场监督管理总局制定、公布食药物质目录，并对目录实施动态管理。省级卫生健康行政部门结合当地情况，可以向国家卫生健康委员会提出修订或增补食药物质目录的建议，实现目录的动态管理。同时也明确，按照传统既是食品又是中药材的物质作为食品生产经营时，其标签、说明书、广告、宣传信息等不得含有虚假宣传内容，不得涉及疾病预防、治疗功效。

我国传统饮食文化中，有不少中药材作为食材在民间长期广泛食用，俗称"药食同源"食品。国内外大量研究证实，食品不仅可以提供必需的营养和能量，还可以预防或改善一些慢性疾病。以食药物质为原料加工制备的保健类或普通食品，兼具食品营养和中药保健功能，对有效降低人群的潜在致病风险、预防慢性病和亚健康，具有显著的临床价值。传统"药食同源"食品如果要走向世界，需符合现代食品学、营养学等理论及国际法律法规及标准要求，必须建立完善的管理措施。当前，随着我国社会经济改革发展的不断深入，进一步加快完善食药物质目录管理工作，对助力我国传统中医药学创新发展，提高人民生活质量和健康水平，和全面推进健康中国建设等具有十分重要的意义。

客观上，食药物质的概念是由我国首次提出的，并且区别于传统医学领域的药食同源，具有一定的法律效力。但目前，食药物质的概念除了相关专业领域里有所交流外，社会上其他人群的知晓度还不够高，不少科研院所、工厂企业以及农业、商业机构等也还不够熟悉，这些对于食药物质进一步开发利用和推广存在不少弊端。为了进一步扩大食药物质概念的推广宣传，提高社会认知程度，更好地服务地方经济、服务民生健康，迫切需要把散落在各个文件中的食药物质汇总起来，方便查询和利用。为此，本书编者结合国家《食品安全法》及国家卫生健康委员会2021年11月颁发的《按照传统既是食品又是中药材的物质目录管理规定》，以及《国民营养计划（2019—2030年）》关于加快"进一步完善我国既是食品又是中药材的物品名单"和"筛选一批具有一定使用历史和实证依据的传统食材和配伍"步伐的要求，结合实际，搜集整理了目前国家正式公开发布的食药物质目录，并将国家推进试点的一些食药物质品种也一并录入（文中已标注），对指导日常生活、健康保健、学习科研及生产消费等均具有积极意义，为我国进一步推广宣传和发展完善食药物质目录管理工作提供参考。

需要说明的是，对于当前一些已经被国家批准并公开公告作为新食品原料（新资源食品）或普通食品管理的物质，有些虽然载录于《中华人民共和国药典》，但在未被国家正式确认纳入食药物质目录的情况下，本书暂未对其收录介绍。

由于不可避免的客观原因，本书的编写必然还存在一定的局限性。今后，随着国家对食药物质目录管理工作的不断发展和深入推进，必将调整更多的食药物质，编者也将密切关注，及时更新。在此，恳请读者不吝批评指正！

本书的编写出版由教育部哲学社会科学研究重大课题攻关项目"新中国成立以来重大流行性疾病防治研究"（21JZD039）提供支持与学术支撑，在此致以衷心的感谢！

编者

2023 年 3 月

目录

第一章

87种按照传统既是食品
又是中药材的物质
（2002年）

1 ● 丁香

植物拉丁学名	*Eugenia caryophyllata* Thunb.
植物所属科名	桃金娘科。
类 别	温里药。
可食用及药用部位	植物的干燥花蕾。
性 味	味辛，性温。
归 经	归脾、胃、肺、肾经。
功 效	温中降逆，补肾助阳。
主 治	脾胃虚寒，呃逆呕吐，食少吐泻，心腹冷痛，肾虚阳痿。
用法用量	煎服，1～3g，或入丸、散。外用适量，研末敷，或煎汤熏洗，或浸酒外涂。

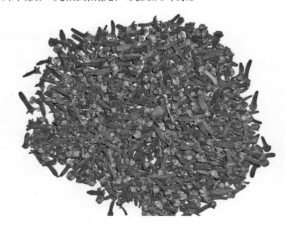

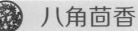

2 八角茴香

植物拉丁学名	*Illicium verum* Hook. f.
植物所属科名	木兰科。
类　　别	温里药。
可食用及药用部位	植物的干燥成熟果实。
性　　味	味辛，性温。
归　　经	归肝、肾、脾、胃经。
功　　效	温阳散寒，理气止痛。
主　　治	寒疝腹痛，肾虚腰痛，胃寒呕吐，脘腹冷痛。
用法用量	煎服或入丸、散，3～6 g。外用适量，研末调敷。

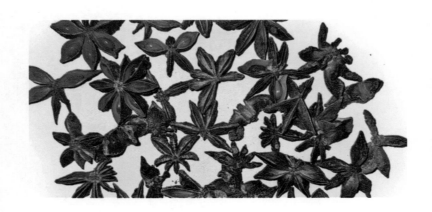

3 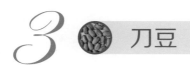 刀豆

植物拉丁学名 • *Canavalia gladiata* (Jacq.) DC.

植物所属科名 • 豆科。

类　　别 • 温里药。

可食用及药用部位 • 植物的干燥成熟种子。

性　　味 • 味甘，性温。

归　　经 • 归胃、肾经。

功　　效 • 温中，下气，止呃。

主　　治 • 虚寒呃逆，呕吐。

用法用量 • 煎服，3～9 g；或烧存性研末。

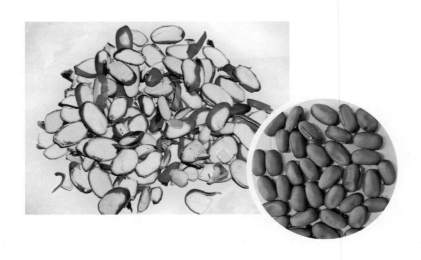

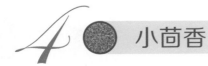

小茴香

植物拉丁学名	•	*Foeniculum vulgare* Mill.
植物所属科名	•	伞形科。
类　　别	•	温里药。
可食用及药用部位	•	植物的干燥成熟果实。
性　　味	•	味辛,性温。
归　　经	•	归肝、肾、脾、胃经。
功　　效	•	散寒止痛,理气和胃。
主　　治	•	寒疝腹痛,睾丸偏坠,痛经,少腹冷痛,脘腹胀痛,食少吐泻。 盐小茴香暖肾,散寒止痛,用于寒疝腹痛、睾丸偏坠、经寒腹痛。
用法用量	•	煎汤,3～6 g;研末外敷或炒热温熨。

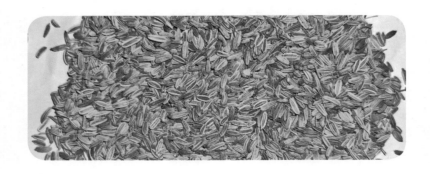

5 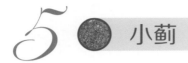 小蓟

植物拉丁学名 • *Cirsium setosum* (Willd.) MB.

植物所属科名 • 菊科。

类　　别 • 凉血止血药。

可食用及药用部位 • 植物的干燥地上部分。

性　　味 • 味甘、苦，性凉。

归　　经 • 归心、肝经。

功　　效 • 凉血止血，散瘀解毒消痈。

主　　治 • 衄血，吐血，尿血，血淋，便血，崩漏，外伤出血，痈肿疮毒。

用法用量 • 煎服，5 ～ 12 g；研末撒或调敷，或煎汤洗，或鲜品30 ～ 60 g捣汁研末。

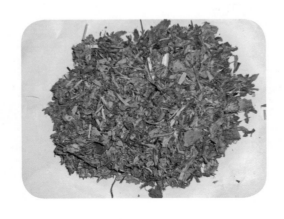

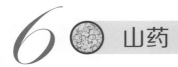

6 山药

植物拉丁学名	·	*Dioscorea opposita* Thunb.
植物所属科名	·	薯蓣科。
类　　别	·	补虚补气药。
可食用及药用部位	·	植物的干燥根茎。
性　　味	·	味甘，性平。
归　　经	·	归脾、肺、肾经。
功　　效	·	补脾养胃，生津益肺，补肾涩精。
主　　治	·	脾虚食少，久泻不止，肺虚喘咳，肾虚遗精，带下，尿频，虚热消渴。麸炒山药补脾健胃，用于脾虚食少、泄泻便溏、白带过多。
用法用量	·	煎服，15 ～ 30 g。

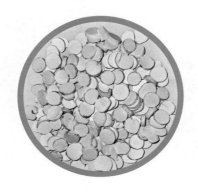

7 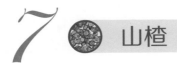 山楂

植物拉丁学名 · 山里红 *Crataegus pinnatifida* Bge. var. *major* N. E. Br.

山楂 *Crataegus pinnatifida* Bge.

植物所属科名 · 蔷薇科。

类 别 · 消食药。

可食用及药用部位 · 植物的干燥成熟果实。

性 味 · 味酸、甘，性微温。

归 经 · 归脾、胃、肝经。

功 效 · 消食健胃，行气散瘀，化浊降脂。

主 治 · 肉食积滞，胃脘胀满，泻痢腹痛，瘀血经闭，产后瘀阻，心腹刺痛，胸痹心痛，疝气疼痛，高脂血症。焦山楂消食导滞作用增强，用于肉食积滞、泻痢不爽。

用法用量 · 煎服，6 ～ 12 g；或入丸、散。外用适量，煎水洗或捣敷。

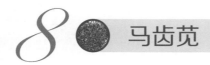 马齿苋

植物拉丁学名	•	*Portulaca oleracea* L.
植物所属科名	•	马齿苋科。
类　别	•	清热解毒药。
可食用及药用部位	•	植物的干燥地上部分。
性　味	•	味酸，性寒。
归　经	•	归肝、大肠经。
功　效	•	清热解毒，凉血止血，止痢。
主　治	•	热毒血痢，痈肿疔疮，湿疹，丹毒，蛇虫咬伤，便血，痔血，崩漏下血。
用法用量	•	煎服，10～15 g，鲜品30～60 g；或绞汁。外用适量，捣敷；烧灰研末调敷；或煎水洗。

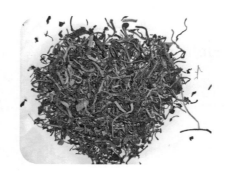

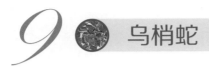

9 乌梢蛇

动物拉丁学名 •	*Zaocys dhumnades* (Cantor)
动物所属科名 •	游蛇科。
类　别 •	祛风湿强筋骨药。
可食用及药用部位 •	动物的全体。
性　味 •	味甘，性平。
归　经 •	归肝经。
功　效 •	祛风，通络，止痉。
主　治 •	风湿顽痹，麻木拘挛，中风口眼㖞斜，半身不遂，抽搐痉挛，破伤风，麻风，疥癣。
用法用量 •	研细末，温开水或黄酒送服，6～12 g；外用适量，研末调敷患处。

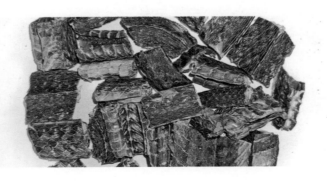

10 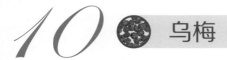 乌梅

植物拉丁学名	•	*Prunus mume* (Sieb.) Sieb. et Zucc.
植物所属科名	•	蔷薇科。
类　　别	•	收涩药。
可食用及药用部位	•	植物干燥近成熟的果实。
性　　味	•	味酸、涩，性平。
归　　经	•	归肝、脾、肺、大肠经。
功　　效	•	敛肺，涩肠，生津，安蛔。
主　　治	•	肺虚久咳，久泻久痢，虚热消渴，蛔厥呕吐腹痛。
用法用量	•	煎服，6～12 g；外用适量，捣烂或炒炭研末外敷。

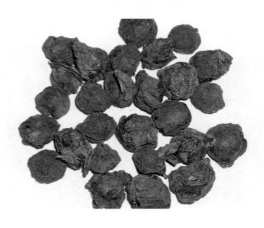

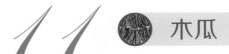

11 木瓜

植物拉丁学名	•	*Chaenomeles speciosa* (Sweet) Nakai
植物所属科名	•	蔷薇科。
类　别	•	祛风湿强筋骨药。
可食用及药用部位	•	植物干燥近成熟果实。
性　味	•	味酸,性温。
归　经	•	归肝、脾经。
功　效	•	舒筋活络,和胃化湿。
主　治	•	湿痹拘挛,腰膝关节酸重疼痛,暑湿吐泻,转筋挛痛,脚气水肿。
用法用量	•	煎服,6～9 g。

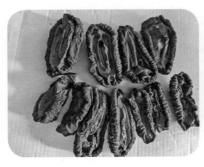
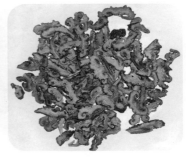

12 火麻仁

植物拉丁学名 · *Cannabis sativa* L.

植物所属科名 · 桑科。

类　　别 · 泻下润下药。

可食用及药用部位 · 植物的干燥成熟果实。

性　　味 · 味甘，性平。

归　　经 · 归脾、胃、大肠经。

功　　效 · 润燥滑肠，通淋活血。

主　　治 · 血虚津亏，月经不调，肠燥便秘，消渴热淋，风痹痢疾，疥疮癣癞，胆道蛔虫症，胆石症，口歪斜。

用法用量 · 煎服，10 ～ 15 g。

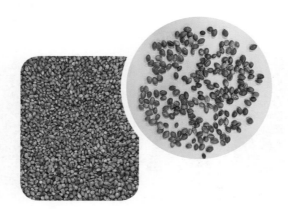

代代花

植物拉丁学名	*Citrusaurantium* L. var. amara Engl.
植物所属科名	芸香科。
类　别	理气药。
可食用及药用部位	植物的干燥花蕾。
性　味	味甘、微苦，性平。
归　经	归肝、胃经。
功　效	理气宽中，开胃止呕。
主　治	胸腹满闷胀痛，恶心呕吐，不思饮食，食积不化等。
用法用量	煎服，3～5g；或泡茶。

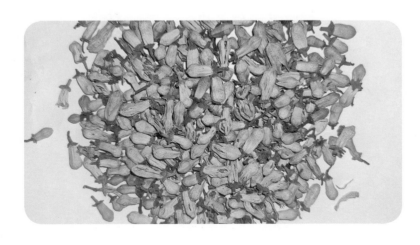

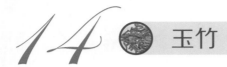

14 玉竹

植物拉丁学名 ·	*Polygonatum odoratum* (Mill.) Druce
植物所属科名 ·	百合科。
类　别 ·	补虚补阴药。
可食用及药用部位 ·	植物的干燥根茎。
性　味 ·	味甘，性微寒。
归　经 ·	归肺、胃经。
功　效 ·	养阴润燥，生津止渴。
主　治 ·	肺胃阴伤，燥热咳嗽，咽干口渴，内热消渴。
用法用量 ·	煎服、熬膏、浸酒或入丸、散，6～12 g。外用适量，鲜品捣敷；或熬膏涂。

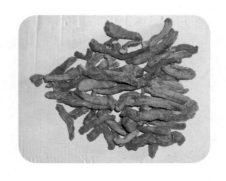

15 甘草

植物拉丁学名	甘草 *Glycyrrhiza uralensis* Fisch.
	胀果甘草 *Glycyrrhiza inflata* Bat.
	光果甘草 *Glycyrrhiza glabra* L.
植物所属科名	豆科。
类　别	补虚补气药。
可食用及药用部位	植物的干燥根和根茎。
性　味	味甘，性平。
归　经	归心、肺、脾、胃经。
功　效	补脾益气，清热解毒，祛痰止咳，缓急止痛，调和诸药。
主　治	脾胃虚弱，倦怠乏力，心悸气短，咳嗽痰多，脘腹、四肢挛急疼痛，痈肿疮毒，缓解药物毒性、烈性。
用法用量	煎服，2 ~ 10 g。

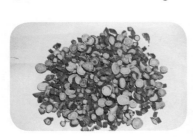

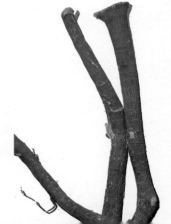

16 白芷

植物拉丁学名	白芷 *Angelica dahurica* (Fisch. ex Hoffm.) Benth. et Hook. f.
	杭白芷 *Angelica dahurica* (Fisch. ex Hoffm.) Benth. et Hook. f. var. *formosana* (Boiss.) Shan et Yuan
植物所属科名	伞形科。
类　别	辛温解表药。
可食用及药用部位	植物的干燥根。
性　味	味辛，性温。
归　经	归胃、大肠、肺经。
功　效	解表散寒，祛风止痛，宣通鼻窍，燥湿止带，消肿排脓。
主　治	感冒头痛，眉棱骨痛，鼻塞流涕，鼻衄，鼻渊，牙痛，带下，疮疡肿痛。
用法用量	煎服，3 ～ 10 g。外用适量。

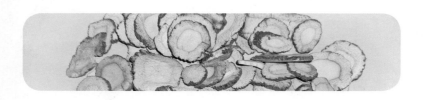

 白果

植物拉丁学名	*Ginkgo biloba* L.
植物所属科名	银杏科。
类　　别	收涩药。
可食用及药用部位	植物的干燥成熟种子。
性　　味	味甘、苦、涩，性平；有毒。
归　　经	归肺、肾经。
功　　效	敛肺定喘，止带缩尿。
主　　治	痰多喘咳，带下白浊，遗尿尿频。
用法用量	煎服，5 ～ 10 g；捣汁或入丸、散。外用捣敷。

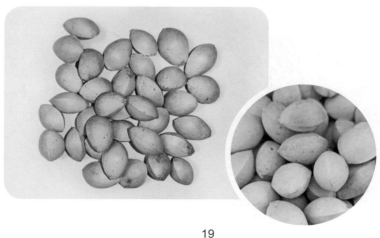

18 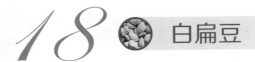 白扁豆

植物拉丁学名 • *Dolichos lablab* L.

植物所属科名 • 豆科。

类　　别 • 补虚补气药。

可食用及药用部位 • 植物的干燥成熟种子。

性　　味 • 味甘，微温。

归　　经 • 归脾、胃经。

功　　效 • 补脾和中，化湿消暑。

主　　治 • 脾胃虚弱，食欲不振，大便溏泻，白
带过多，暑湿吐泻，胸闷腹胀。

用法用量 • 煎汤或生品捣研水绞汁，10 ～ 15 g；
或入丸、散。外用适量。

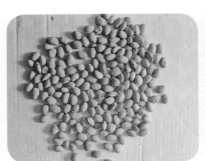
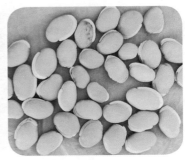

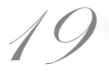

19 白扁豆花

植物拉丁学名	*Dolichos lablab* L.
植物所属科名	豆科。
类　　别	补虚补气药。
可食用及药用部位	植物的干燥花。
性　　味	味甘，性平。
归　　经	脾、胃、大肠经。
功　　效	健脾和胃，消暑化湿。
主　　治	夏伤暑湿，发热，泄泻，痢疾，赤白带下，跌打伤肿。
用法用量	煎服，3～9g；或研末，或捣汁。外用适量，捣敷。

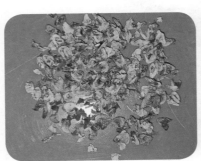 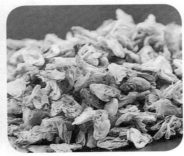

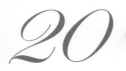 # 龙眼肉（桂圆）

植物拉丁学名	• *Dimocarpus longan* Lour.
植物所属科名	• 无患子科。
类　别	• 补虚补气药。
可食用及药用部位	• 植物的干燥假种皮。
性　味	• 味甘，性温。
归　经	• 归心、脾经。
功　效	• 补益心脾，养血安神。
主　治	• 气血不足，心悸怔忡，健忘失眠，血虚萎黄。
用法用量	• 煎汤，9 ～ 15 g。

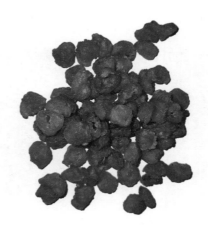

21 ● 决明子

植物拉丁学名 ●	钝叶决明 *Cassia obtusifolia* L.
	决明（小决明）*Cassia tora* L.
植物所属科名 ●	豆科。
类　　别 ●	清热泻火药。
可食用及药用部位 ●	植物的干燥成熟种子。
性　　味 ●	味甘、苦、咸，性微寒。
归　　经 ●	归肝、大肠经。
功　　效 ●	清热明目，润肠通便。
主　　治 ●	目赤涩痛，羞明多泪，头痛眩晕，目暗不明，大便秘结。
用法用量 ●	煎汤，9～15 g，大剂量可用至30 g；或研末或泡茶饮。外用适量。

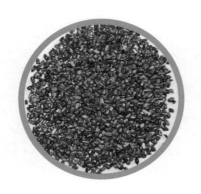

22 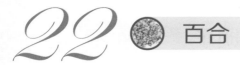 百合

植物拉丁学名	卷丹 *Lilium lancifolium* Thunb.
	百合 *Lilium brownii* F. E. Brown var. viridulum Baker
	细叶百合 *Lilium pumilum* DC.
植物所属科名	百合科。
类　　别	补虚补阴药。
可食用及药用部位	植物的干燥肉质鳞叶。
性　　味	味甘，性寒。
归　　经	归心、肺经。
功　　效	养阴润肺，清心安神。
主　　治	阴虚燥咳，劳嗽咳血，虚烦惊悸，失眠多梦，精神恍惚。
用法用量	煎服，6 ～ 12 g，水煎服。

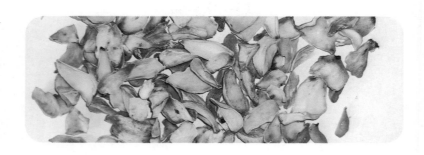

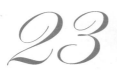

23 肉豆蔻

植物拉丁学名	*Myristica fragrans* Houtt.
植物所属科名	肉豆蔻科。
类 别	收涩药。
可食用及药用部位	植物的种仁。
性 味	味辛，性温。
归 经	归脾、胃、大肠经。
功 效	温中行气，涩肠止泻。
主 治	脾胃虚寒，久泻不止，脘腹胀痛，食少呕吐，宿食不消。
用法用量	煎服，3～10 g。

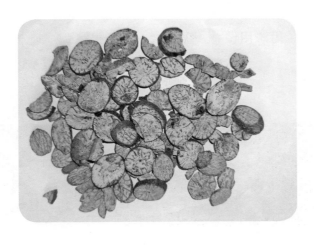

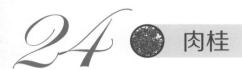

24 肉桂

植物拉丁学名	*Cinnamomum cassia* Presl
植物所属科名	樟科。
类　　别	温里药。
可食用及药用部位	植物的干燥树皮。
性　　味	味辛、性甘，大热。
归　　经	归肾、脾、心、肝经。
功　　效	补火助阳，引火归元，散寒止痛，温通经脉。
主　　治	阳痿宫冷，腰膝冷痛，肾虚作喘，虚阳上浮，眩晕目赤，心腹冷痛，虚寒吐泻，寒疝腹痛，痛经经闭。
用法用量	内服，1～5g，不宜久煎；研末，0.5～1.5 g；或入丸剂。外用适量，研末调敷；或浸酒涂擦。

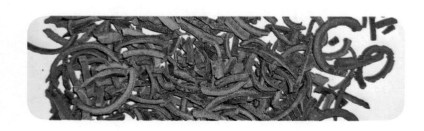

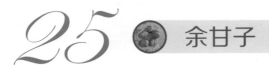

25 余甘子

植物拉丁学名 •	*Phyllanthus emblica* L.
植物所属科名 •	大戟科。
类　别 •	消食药。
可食用及药用部位 •	植物的干燥成熟果实。
性　味 •	味甘、酸、涩，性凉。
归　经 •	归肺、胃经。
功　效 •	清热凉血，消食健胃，生津止咳。
主　治 •	血热血瘀，消化不良，腹胀，咳嗽，喉痛，口干。
用法用量 •	煎汤，3～9 g，多入丸、散服。

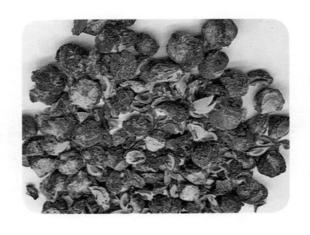

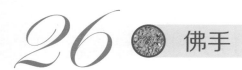

26 佛手

植物拉丁学名	*Citrus medica* L. var. *sarcodactylis* Swingle
植物所属科名	芸香科。
类　别	理气药。
可食用及药用部位	植物的果实。
性　味	味辛、苦、酸，性温。
归　经	归肝、脾、胃、肺经。
功　效	疏肝理气，和胃止痛，燥湿化痰。
主　治	肝胃气滞，胸胁胀痛，胃脘痞满，食少呕吐，咳嗽痰多。
用法用量	煎服，3～10 g。

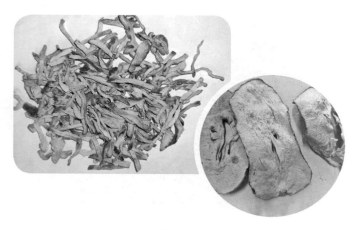

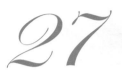 杏仁（甜、苦）

植物拉丁学名	山杏 *Prunus armeniaca* L. var. ansu Maxim
	西伯利亚杏 *Prunus sibirica* L.
	东北杏 *Prunus mandshurica* (Maxim.) Koehne
	杏 *Prunus armeniaca* L.
植物所属科名	蔷薇科。
类　别	止咳平喘药。
可食用及药用部位	植物的成熟种子。
性　味	苦杏仁：味苦，性微温，有小毒。
	甜杏仁：味甘，性平。
归　经	归肺、大肠经。
功　效	苦杏仁：降气止咳平喘，润肠通便。
	甜杏仁：润肺，平喘。
主　治	苦杏仁：咳嗽气喘，胸满痰多，肠燥便秘。
	甜杏仁：虚劳咳喘，肠燥便秘。
用法用量	煎汤，5～10 g，入煎剂宜后下。

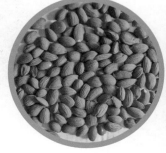

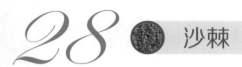 沙棘

植物拉丁学名 · *Hippophae rhamnoides* L.

植物所属科名 · 胡颓子科。

类　别 · 消食药。

可食用及药用部位 · 植物的干燥成熟果实。

性　味 · 味酸、涩，性温。

归　经 · 归脾、胃、肺、心经。

功　效 · 健脾消食，止咳祛痰，活血散瘀。

主　治 · 脾虚食少，食积腹痛，咳嗽痰多，胸
痹心痛，瘀血经闭，跌扑瘀肿。

用法用量 · 煎汤，3～10 g。

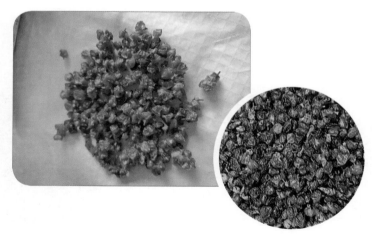

29 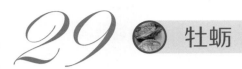 牡蛎

动物拉丁学名 ·	长牡蛎 *Ostrea gigas* Thunberg
	大连湾牡蛎 *Ostrea talienwhanensis* Crosse
	近江牡蛎 *Ostrea rivularis* Gould
动物所属科名 ·	牡蛎科。
类　别 ·	安神平抑肝阳药。
可食用及药用部位 ·	动物的贝壳。
性　味 ·	味咸，性微寒。
归　经 ·	归肝、胆、肾经。
功　效 ·	重镇安神，潜阳补阴，软坚散结。
主　治 ·	惊悸失眠，眩晕耳鸣，瘰疬痰核，癥瘕痞块。煅牡蛎收敛固涩，制酸止痛，用于自汗盗汗、遗精滑精、崩漏带下、胃痛吞酸。
用法用量 ·	煎汤，9～30 g。

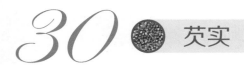 芡实

植物拉丁学名 •	*Euryale ferox* Salisb.
植物所属科名 •	睡莲科。
类　　别 •	收涩药。
可食用及药用部位 •	植物的干燥成熟果实。
性　　味 •	味甘、涩，性平。
归　　经 •	归脾、肾经。
功　　效 •	益肾固精，补脾止泻，除湿止带。
主　　治 •	遗精滑精，遗尿尿频，白浊带下，小便不禁，脾虚久泻。
	麸炒芡实多用于脾虚泄泻。
用法用量 •	煎汤，9 ～ 15 g。

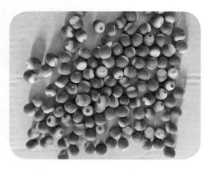 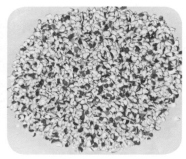

31 花椒

植物拉丁学名 •	青椒 *Zanthoxylum schinifolium* Sieb. et Zucc.
	花椒 *Zanthoxylum bungeanum* Maxim.
植物所属科名 •	芸香科。
类　　别 •	温里药。
可食用及药用部位 •	植物的干燥成熟果皮、种子。
性　　味 •	成熟果皮：味辛，性温。
	种子：味苦、辛，性温。
归　　经 •	归脾、胃、肾经。
功　　效 •	温中止痛，杀虫止痒。
主　　治 •	脘腹冷痛，呕吐泄泻，虫积腹痛；外治湿疹，阴痒。
用法用量 •	成熟果皮：煎汤，3～6g，或入丸、散。外用适量，煎汤熏洗或含漱；或研末调敷。
	种子：煎汤，5～8g；或入丸、散。

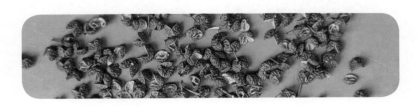

32 赤小豆

植物拉丁学名	赤小豆 *Vigna umbeuata* Ohwi et Ohashi
	赤豆 *Vigna angularis* Ohwi et Ohashi
植物所属科名	豆科。
类　　别	利水消肿药。
可食用及药用部位	植物的干燥成熟种子。
性　　味	味甘、酸，性平。
归　　经	归心、小肠经。
功　　效	利水消肿，解毒排脓。
主　　治	水肿胀满，脚气浮肿，黄疸尿赤，风湿热痹，痈肿疮毒，肠痈腹痛。
用法用量	煎服，9～30g。外用适量，研末调敷。

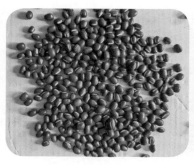 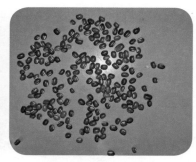

34

阿胶

动物拉丁学名	·	*Equus asinus* L.
动物所属科名	·	马科。
类　　别	·	补虚补血药。
可食用及药用部位	·	动物驴的皮。
性　　味	·	味甘，性平。
归　　经	·	归肺、肝、肾经。
功　　效	·	补血滋阴，润燥，止血。
主　　治	·	血虚萎黄，眩晕心悸，肌痿无力，心烦不眠，虚风内动，肺燥咳嗽，劳嗽咯血，吐血尿血，便血崩漏，妊娠胎漏。
用法用量	·	烊化兑服，5～10 g；炒阿胶可入汤剂或丸、散。滋阴补血多生用，清肺化痰蛤粉炒，止血蒲黄炒。

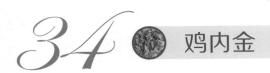

动物拉丁学名 • *Gallus gallus domesticus Brisson*

动物所属科名 • 雉科。

类　　别 • 消食、收涩药。

可食用及药用部位 • 动物家鸡干燥沙囊内壁。

性　　味 • 味甘，性平。

归　　经 • 归脾、胃、小肠、膀胱经。

功　　效 • 健胃消食，涩精止遗，通淋化石。

主　　治 • 食积不消，呕吐泻痢，小儿疳积，遗尿，遗精，石淋涩痛，胆胀胁痛。

用法用量 • 煎服或研末服，或入丸、散，3～10g。

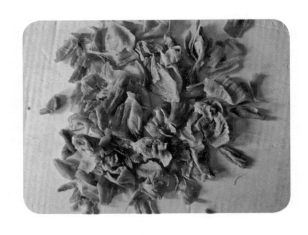

35 ● 麦芽

植物拉丁学名	*Hordeum vulgare* L.
植物所属科名	禾本科。
类　别	消食药。
可食用及药用部位	植物的成熟果实发芽。
性　味	味甘，性平。
归　经	归脾、胃经。
功　效	行气消食，健脾开胃，回乳消胀。
主　治	食积不消，脘腹胀痛，脾虚食少，乳汁郁积，乳房胀痛，妇女断乳，肝郁胁痛，肝胃气痛。其中，生麦芽健脾和胃，疏肝行气，用于脾虚食少、乳汁郁积。炒麦芽行气消食回乳，用于食积不消、妇女断乳。焦麦芽消食化滞，用于食积不消、脘腹胀痛。
用法用量	煎服，或研末冲服，10 ～ 15 g；回乳炒用，60 g。

36 昆布

植物拉丁学名	海带 *Laminaria japonica* Aresch.
	翅藻科植物昆布 *Ecklonia kurome* Okam.
植物所属科名	海带科。
类　　别	清热化痰药。
可食用及药用部位	植物的干燥叶状体。
性　　味	味咸，性寒。
归　　经	归肝、胃、肾经。
功　　效	消痰软坚散结，利水消肿。
主　　治	瘿瘤，瘰疬，睾丸肿痛，痰饮水肿。
用法用量	煎服，6 ～ 12 g；或入丸、散。

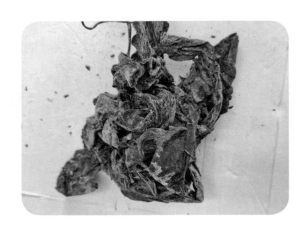

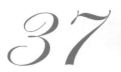 # 枣（大枣、酸枣、黑枣）

植物拉丁学名	•	*Ziziphus jujuba* Mill.
植物所属科名	•	鼠李科。
类　　别	•	补虚补气药。
可食用及药用部位	•	植物的干燥成熟果实。
性　　味	•	味甘，性温。
归　　经	•	归脾、胃、心经。
功　　效	•	补中益气，养血安神。
主　　治	•	脾虚食少，乏力便溏，妇人脏躁。
用法用量	•	煎汤，6 ～ 15 g。

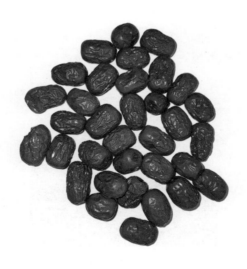

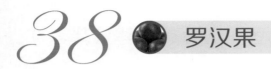

罗汉果

植物拉丁学名 ·	*Siraitia grosvenorii* (Swingle) C. Jeffrey ex A. M. Lu et Z. Y. Zhang
植物所属科名 ·	葫芦科。
类　　别 ·	化痰止咳平喘药。
可食用及药用部位 ·	植物的干燥果实。
性　　味 ·	味甘，性凉。
归　　经 ·	归肺、大肠经。
功　　效 ·	清热润肺，利咽开音，滑肠通便。
主　　治 ·	肺热燥咳，咽痛失音，肠燥便秘，伤风感冒咳嗽，暑热口渴，百日咳，痰火咳嗽。
用法用量 ·	煎汤，9～15 g。

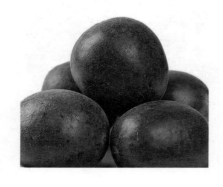

39 郁李仁

植物拉丁学名	欧李 *Prunus humilis* Bge.
	郁李 *Prunus japonica* Thunb.
	长柄扁桃 *Prunus pedunculata* Maxim.
植物所属科名	蔷薇科。
类　　别	泻下润下药。
可食用及药用部位	植物成熟种子。
性　　味	味辛、苦、甘，性平。
归　　经	归脾、大肠、小肠经。
功　　效	润肠通便，下气利水。
主　　治	津枯肠燥，食积气滞，腹胀便秘，水肿，脚气，小便不利。
用法用量	煎服，6 ～ 10 g。

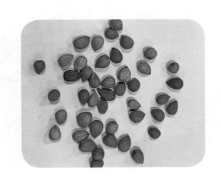

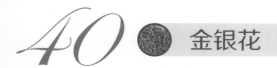 金银花

植物拉丁学名	*Lonicera japonica* Thunb.
植物所属科名	忍冬科。
类　别	清热解毒药。
可食用及药用部位	植物的干燥花蕾或带初开的花。
性　味	味甘，性寒。
归　经	归肺、心、胃经。
功　效	清热解毒，疏散风热。
主　治	痈肿疔疮，喉痹，丹毒，热毒血痢，风热感冒，温病发热。
用法用量	煎汤，6～15 g；或入丸、散。外用适量，捣敷。

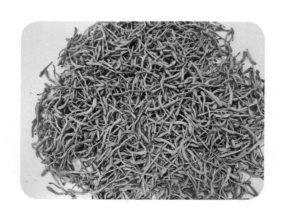

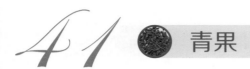

41 青果

植物拉丁学名 ·	*Canarium album* Raeusch.
植物所属科名 ·	橄榄科。
类　别 ·	清热解毒药。
可食用及药用部位 ·	植物的干燥成熟果实。
性　味 ·	味甘、酸，性平。
归　经 ·	归肺、胃经。
功　效 ·	清热解毒，利咽，生津。
主　治 ·	咽喉肿痛，咳嗽痰黏，烦热口渴，鱼蟹中毒。
用法用量 ·	煎汤，5 ～ 10 g。

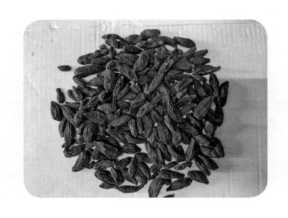

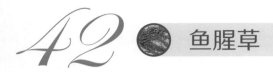

42 鱼腥草

植物拉丁学名	*Houttuynia cordata* Thunb.
植物所属科名	三白草科。
类　　别	清热解毒药。
可食用及药用部位	植物的新鲜全草或干燥地上部分。
性　　味	味辛，性微寒。
归　　经	归肺经。
功　　效	清热解毒，消痈排脓，利尿通淋。
主　　治	肺痈吐脓，痰热喘咳，热痢，热淋，痈肿疮毒。
用法用量	煎汤，15～25 g，不宜久煎；鲜品用量加倍，水煎或捣汁服。外用适量，捣敷或煎汤熏洗患处。

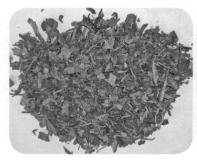 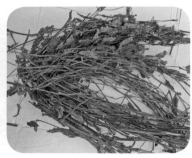

43 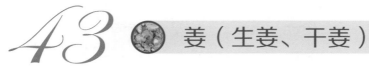 姜（生姜、干姜）

43-1. 生姜

植物拉丁学名	*Zingiber officinale* Rosc.
植物所属科名	姜科。
类　　别	辛温解表药。
可食用及药用部位	植物的新鲜根茎。
性　　味	味辛，性微温。
归　　经	归肺、脾、胃经。
功　　效	解表散寒，温中止呕，化痰止咳，解鱼蟹毒。
主　　治	风寒感冒，胃寒呕吐，寒痰咳嗽，鱼蟹中毒。
用法用量	煎服，用量3 ～ 10 g，或捣汁冲服。外用适量，捣敷，或炒热熨，或绞汁调搽。

43-2. 干姜

植物拉丁学名	*Zingiber officinale* Rosc.
植物所属科名	姜科。
类　　别	温里药。
可食用及药用部位	植物的干燥根茎。
性　　味	味辛，性热。
归　　经	归脾、胃、肾、心、肺经。
功　　效	温中散寒，回阳通脉，温肺化饮。
主　　治	脘腹冷痛，呕吐泄泻，肢冷脉微，寒饮喘咳。
用法用量	煎服，3～10 g；或入丸、散。外用适量，煎汤洗；或研末调敷。

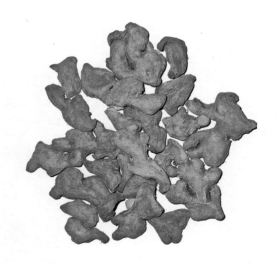

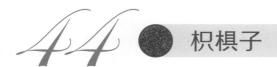

44 枳椇子

植物拉丁学名	北枳椇 *Hovenia dulcis* Thunb.
	枳椇 *Hovenia acerba* Lindl.
	毛果枳椇 *Hovenia trichocarpa Chun* et Tsiang
植物所属科名	鼠李科。
类　　别	利尿通淋药。
可食用及药用部位	植物的干燥种子。
性　　味	味甘，性平。
归　　经	归胃经。
功　　效	解酒毒，止渴除烦，止呕，利大小便。
主　　治	醉酒，烦渴，呕吐，二便不利。
用法用量	煎服，6～15 g；或泡酒服。

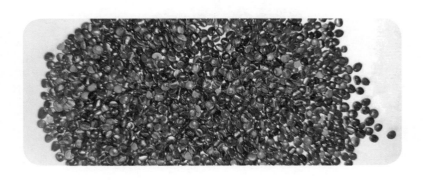

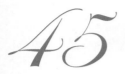 # 枸杞子

植物拉丁学名	*Lycium barbarum* L.
植物所属科名	茄科。
类　　别	补虚补阴药。
可食用及药用部位	植物的干燥成熟果实。
性　　味	味甘，性平。
归　　经	归肝、肾经。
功　　效	滋补肝肾，益精明目。
主　　治	虚劳精亏，腰膝酸痛，眩晕耳鸣，阳痿遗精，内热消渴，血虚萎黄，目昏不明。
用法用量	煎服，6～12 g。

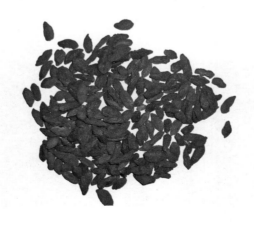

46 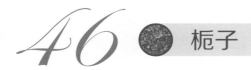 栀子

植物拉丁学名 · *Gardenia jasminoides* Ellis

植物所属科名 · 茜草科。

类　　别 · 清热泻火药。

可食用及药用部位 · 植物的干燥和成熟果实。

性　　味 · 味苦，性寒。

归　　经 · 归心、肺、三焦经。

功　　效 · 泻火除烦，清热利湿，凉血解毒；外用消肿止痛。

主　　治 · 热病心烦，湿热黄疸，淋证涩痛，血热吐衄，目赤肿痛，火毒疮疡；外治扭挫伤痛。

用法用量 · 煎汤，6～10 g；外用生品适量，研末调敷。

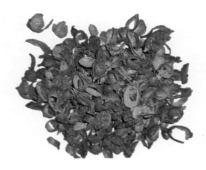

47 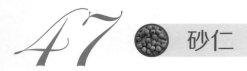 砂仁

植物拉丁学名	阳春砂 *Amomum villosum* Lour.
	绿壳砂 *Amomum villosum* Lour. var.
	xanthioides T. L. Wu et Senjen
	海南砂 *Amomum longiligulare* T. L. Wu
植物所属科名	姜科。
类　　别	化湿药。
可食用及药用部位	植物的干燥成熟果实。
性　　味	味辛，性温。
归　　经	归脾、胃、肾经。
功　　效	化湿开胃，温脾止泻，和胃醒脾，理气安胎。
主　　治	湿浊中阻，脘痞不饥，脾胃虚寒，呕吐泄泻，妊娠恶阻，胎动不安。
用法用量	煎服（不宜久煎），3～6 g，后下；或入丸、散。

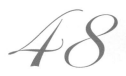 # 胖大海

植物拉丁学名	*Sterculia lychnophora* Hance
植物所属科名	梧桐科。
类　别	化痰止咳平喘药。
可食用及药用部位	植物的干燥成熟种子。
性　味	味甘，性寒。
归　经	归肺、大肠经。
功　效	清热润肺，利咽开音，润肠通便。
主　治	肺热声哑，干咳无痰，咽喉干痛，热结便闭，头痛目赤。
用法用量	沸水泡服或煎服，2～3枚。

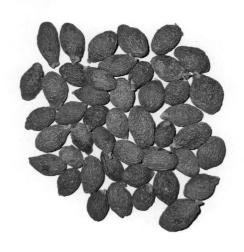

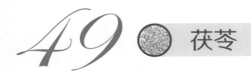

49 茯苓

植物拉丁学名	*Poria cocos* (Schw.) Wolf.
植物所属科名	多孔菌科。
类　别	利水消肿药。
可食用及药用部位	真菌的干燥菌核。
性　味	味甘、淡，性平。
归　经	归心、肺、脾、肾经。
功　效	利水渗湿，健脾，宁心。
主　治	水肿尿少，痰饮眩悸，脾虚食少，便溏泄泻，心神不安，惊悸失眠。
用法用量	煎服或入丸服，10～15 g。

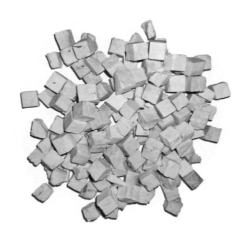

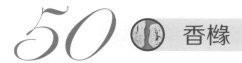
植物拉丁学名	枸橼 *Citrus medica* L.
	香圆 *Citrus wilsonii* Tanaka
植物所属科名	芸香科。
类　　别	理气药。
可食用及药用部位	植物的干燥成熟果实。
性　　味	味辛、苦、酸，性温。
归　　经	归肝、脾、肺经。
功　　效	疏肝理气，宽中，化痰。
主　　治	肝胃气滞，胸胁胀痛，脘腹痞满，呕吐噫气，痰多咳嗽。
用法用量	煎汤，3 ～ 10 g。

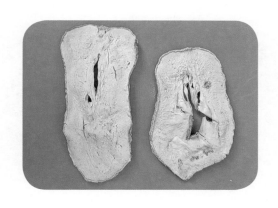

51 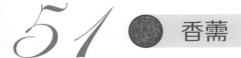 香薷

植物拉丁学名	石香薷 *Mosla chinensis* Maxim.
	江香薷 *Mosla chinensis* 'Jiangxiangru'
植物所属科名	唇形科。
类　　别	辛温解表药。
可食用及药用部位	植物的干燥地上部分。
性　　味	味辛，性微温。
归　　经	归肺、胃经。
功　　效	发汗解表，化湿和中。
主　　治	暑湿感冒，恶寒发热，头痛无汗，腹痛吐泻，水肿，小便不利。
用法用量	煎服，或研末，3 ～ 10 g。

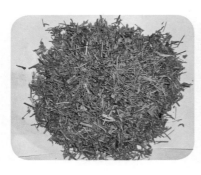
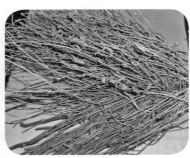

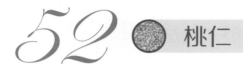

52 桃仁

植物拉丁学名	桃 *Prunus persica* (L.) Batsch
	山桃 *Prunus davidiana* (Carr.) Franch.
植物所属科名	蔷薇科。
类 别	活血祛瘀药。
可食用及药用部位	植物的干燥成熟种子。
性 味	味苦、甘，性平。
归 经	归心、肝、大肠经。
功 效	活血祛瘀，润肠通便，止咳平喘。
主 治	经闭痛经，癥瘕痞块，肺痈肠痈，跌扑损伤，肠燥便秘，咳嗽气喘。
用法用量	煎服，5～10 g。

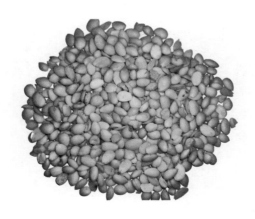

53 桑叶

植物拉丁学名	*Morus alba* L.
植物所属科名	桑科。
类　别	解表药。
可食用及药用部位	植物的干燥叶。
性　味	味甘、苦，性寒。
归　经	归肺、肝经。
功　效	疏散风热，清肺润燥，清肝明目。
主　治	风热感冒，肺热燥咳，头晕头痛，目赤昏花。
用法用量	煎服，6～10 g；或入丸、散。外用适量，煎水洗或捣敷。

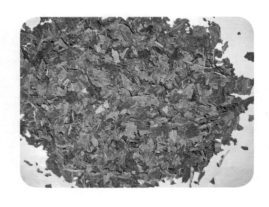

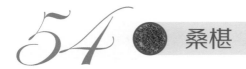

54 桑椹

植物拉丁学名	*Morus alba* L.
植物所属科名	桑科。
类　　别	补虚补血药。
可食用及药用部位	植物的干燥果穗。
性　　味	味甘、酸，性寒。
归　　经	归心、肝、肾经。
功　　效	滋阴补血，生津润燥。
主　　治	肝肾阴虚，眩晕耳鸣，心悸失眠，须发早白，津伤口渴，内热消渴，肠燥便秘，目暗，瘰疬，关节不利。
用法用量	煎服，9～15 g。

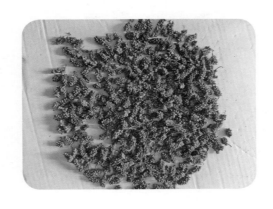

55 桔红（橘红）

植物拉丁学名	*Citrus reticulata* Blanco
植物所属科名	芸香科。
类　　别	理气药。
可食用及药用部位	植物的干燥外层果皮。
性　　味	味辛、苦，性温。
归　　经	归肺、脾经。
功　　效	理气宽中，燥湿化痰。
主　　治	咳嗽痰多，食积伤酒，呕恶痞闷。
用法用量	煎服，3～10 g。

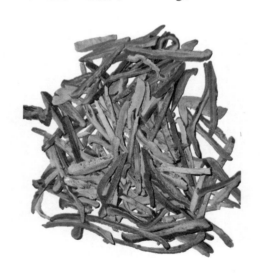

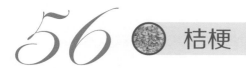

56 桔梗

植物拉丁学名	*Platycodon grandiflorum* (Jacq.) A. DC.
植物所属科名	桔梗科。
类　　别	化痰止咳平喘药。
可食用及药用部位	植物的干燥根。
性　　味	味苦、辛，性平。
归　　经	归肺经。
功　　效	宣肺，利咽，祛痰，排脓。
主　　治	咳嗽痰多，胸闷不畅，咽痛音哑，肺痈吐脓。
用法用量	煎服，3 ～ 10 g。

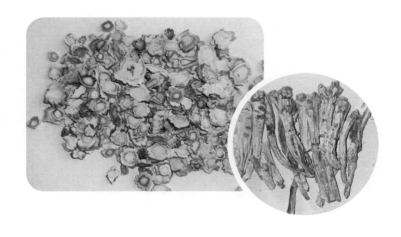

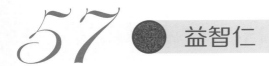

57 ● 益智仁

植物拉丁学名	● *Alpinia oxyphylla* Miq.
植物所属科名	● 姜科。
类　　别	● 收涩药。
可食用及药用部位	● 植物的干燥成熟果实。
性　　味	● 味辛，性温。
归　　经	● 归脾、肾经。
功　　效	● 暖肾固精缩尿，温脾止泻摄涎。
主　　治	● 肾虚遗尿，小便夜多，余沥频数，遗精白浊，脾寒泄泻，腹中冷痛，口多唾涎。
用法用量	● 煎服，3 ～ 10 g。

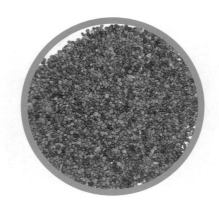

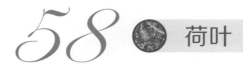

58 荷叶

植物拉丁学名	*Nelumbo nucifera* Gaertn.
植物所属科名	睡莲科。
类 别	清暑化湿药。
可食用及药用部位	植物莲的干燥叶。
性 味	味苦，性平。
归 经	归肝、脾、胃经。
功 效	清暑化湿，升发清阳，凉血止血。
主 治	暑热烦渴，暑湿泄泻，脾虚泄泻，血热吐衄，便血崩漏。荷叶炭收涩化瘀止血，用于出血症和产后血晕。
用法用量	煎汤，3～10 g（鲜品15～30 g）；荷叶炭3～6 g。外用适量。

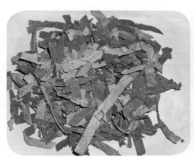
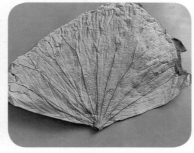

59 莱菔子

植物拉丁学名	*Raphanus sativus* L.
植物所属科名	十字花科。
类　别	消食药。
可食用及药用部位	植物的干燥成熟种子。
性　味	味辛、甘，性平。
归　经	归肺、脾、胃经。
功　效	消食除胀，降气化痰。
主　治	饮食停滞，脘腹胀痛，大便秘结，积滞泻痢，痰壅喘咳。
用法用量	煎服，3～9g；或入丸、散，宜炒用。

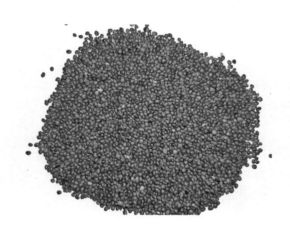

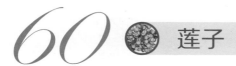

60 莲子

植物拉丁学名 ·	*Nelumbo nucifera* Gaertn.
植物所属科名 ·	睡莲科。
类　　别 ·	收涩药。
可食用及药用部位 ·	植物的干燥成熟种子。
性　　味 ·	味甘、涩，性平。
归　　经 ·	归脾、肾、心经。
功　　效 ·	补脾止泻，止带，益肾涩精，养心安神。
主　　治 ·	脾虚泄泻，带下，遗精，心悸，失眠。
用法用量 ·	煎服，6～15 g；或入丸、散。

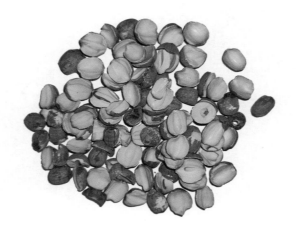

高良姜

植物拉丁学名	*Alpinia officinarum* Hance
植物所属科名	姜科。
类　别	温里药。
可食用及药用部位	植物的干燥根茎。
性　味	味辛，性热。
归　经	归脾、胃经。
功　效	温胃止呕，散寒止痛。
主　治	脘腹冷痛，胃寒呕吐，嗳气吞酸。
用法用量	煎服，3～6g；或入丸、散。

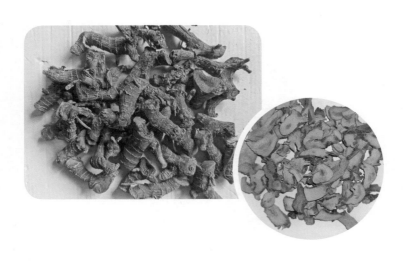

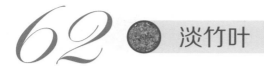

62 淡竹叶

植物拉丁学名	•	*Lophatherum gracile* Brongn.
植物所属科名	•	禾本科。
类　　别	•	清热泻火药。
可食用及药用部位	•	植物的干燥茎叶。
性　　味	•	味甘、淡，性寒。
归　　经	•	归心、胃、小肠经。
功　　效	•	清热泻火，除烦止渴，利尿通淋。
主　　治	•	热病烦渴，小便短赤涩痛，口舌生疮。
用法用量	•	煎汤6～9g，不宜久煎，入食以鲜品为佳。

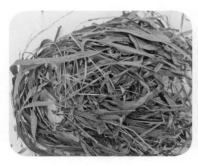 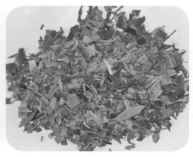

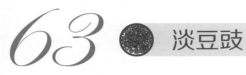

63 淡豆豉

植物拉丁学名	*Glycine max* (L.) Merr.
植物所属科名	豆科。
类　　别	辛凉解表药。
可食用及药用部位	植物的干燥成熟种子。
性　　味	味苦、辛，性凉。
归　　经	归肺、胃经。
功　　效	解表，除烦，宣发郁热。
主　　治	感冒，寒热头痛，烦躁胸闷，虚烦不眠。
用法用量	煎服，6 ～ 12 g；或入丸剂。外用适量，捣敷或炒焦研末调敷。

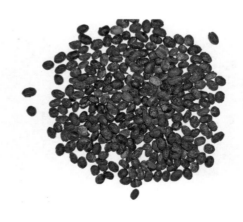

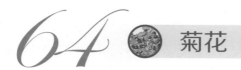

64 菊花

植物拉丁学名 ·	*Chrysanthemum morifolium* Ramat.
植物所属科名 ·	菊科。
类　别 ·	辛凉解表清热药。
可食用及药用部位 ·	植物的干燥头状花序。
性　味 ·	味甘、苦，性微寒。
归　经 ·	归肺、肝经。
功　效 ·	黄菊花：散风清热。 白菊花：平肝明目。 野菊花：清热解毒。
主　治 ·	风热感冒，头痛眩晕，目赤肿痛，眼目昏花，疮痈肿毒。
用法用量 ·	煎服或沸水泡服，5～10 g。

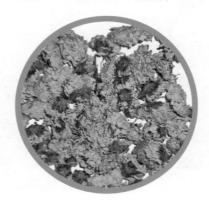

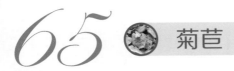

65　菊苣

植物拉丁学名	毛菊苣 *Cichorium glandulosum* Boiss. et Huet
	菊苣 *Cichorium intybus* L.
植物所属科名	菊科。
类　　别	利水消肿药。
可食用及药用部位	植物的干燥地上部分或根。
性　　味	味微苦、咸，性凉。
归　　经	归肝、胆、胃经。
功　　效	清肝利胆，健胃消食，利尿消肿。
主　　治	湿热黄疸，胃痛食少，水肿尿少。
用法用量	煎服，9～18 g。外用水煎洗。

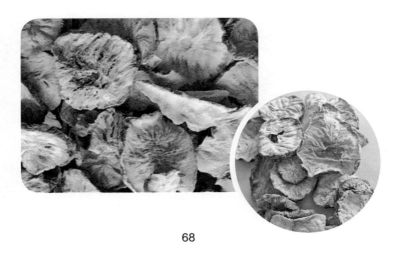

68

黄芥子

植物拉丁学名	*Brassica juncea* (L.) Czern. et Coss
植物所属科名	十字花科。
类　别	化痰止咳平喘药（温化寒痰）。
可食用及药用部位	植物的种子。
性　味	味辛，性温。
归　经	归肺经。
功　效	温肺豁痰利气，散结通络止痛。
主　治	寒痰咳嗽，胸胁胀痛，痰滞经络，关节麻木、疼痛，痰湿流注，阴疽肿毒。
用法用量	煎服，3～9 g；或入丸、散。外用适量，研末调敷。

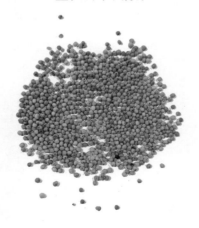

67 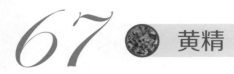 黄精

植物拉丁学名	滇黄精 *Polygonatum kingianum* Coll. et Hemsl.
	黄精 *Polygonatum sibiricum* Red.
	多花黄精 *Polygonatum cyrtonema* Hua
植物所属科名	百合科。
类　　别	补虚补阴药。
可食用及药用部位	植物的干燥根茎。
性　　味	味甘，性平。
归　　经	归脾、肺、肾经。
功　　效	补气养阴，健脾，润肺，益肾。
主　　治	脾胃气虚，体倦乏力，胃阴不足，口干食少，肺虚燥咳，劳嗽咳血，精血不足，腰膝酸软，须发早白，内热消渴。
用法用量	煎服，9～15 g；鲜品30～60 g。

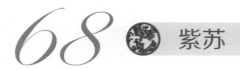

68 紫苏

植物拉丁学名	*Perilla frutescens* (L.) Britt.
植物所属科名	唇形科。
类　　别	辛温解表药。
可食用及药用部位	植物的叶。
性　　味	味辛，性温。
归　　经	归肺、脾经。
功　　效	解表散寒，行气和胃。
主　　治	风寒感冒，咳嗽呕恶，妊娠呕吐，鱼蟹中毒。
用法用量	煎汤，5～10 g。外用适量。

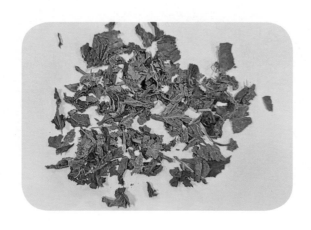

● 紫苏籽

植物拉丁学名 • *Perilla frutescens* (L.) Britt.

植物所属科名 • 唇形科。

类　　别 • 泻下（润下）药。

可食用及药用部位 • 植物的成熟果实。

性　　味 • 味辛，性温。

归　　经 • 归肺经。

功　　效 • 降气化痰，止咳平喘，润肠通便。

主　　治 • 痰壅气逆，咳嗽气喘，肠燥便秘。

用法用量 • 煎服，3～10 g；或入丸、散。

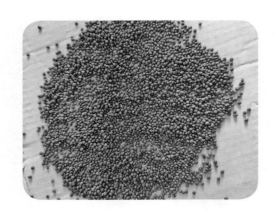

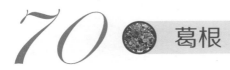

70 ● 葛根

植物拉丁学名 ●	*Pueraria lobata* (Willd.) Ohwi
植物所属科名 ●	豆科。
类　　别 ●	解表药。
可食用及药用部位 ●	豆科植物野葛的干燥根。
性　　味 ●	味甘、辛，性凉。
归　　经 ●	归脾、胃、肺经。
功　　效 ●	解肌退热，生津止渴，透疹，升阳止泻，通经活络，解酒毒。
主　　治 ●	外感发热头痛，项背强痛，口渴，消渴，麻疹不透，热痢，泄泻，眩晕头痛，中风偏瘫，胸痹心痛，酒毒伤中。
用法用量 ●	煎汤，10 ～ 15 g。

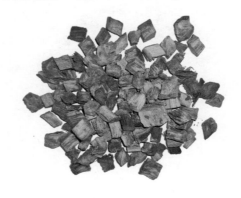

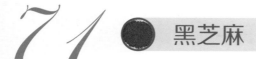

71 黑芝麻

植物拉丁学名 · *Sesamum indicum* L.

植物所属科名 · 脂麻科。

类　别 · 补虚补血药。

可食用及药用部位 · 植物的成熟种子。

性　味 · 味甘，性平。

归　经 · 归肝、肾、大肠经。

功　效 · 补肝肾，益精血，润肠燥。

主　治 · 精血亏虚，头晕眼花，耳鸣耳聋，须发早白，病后脱发，肠燥便秘。

用法用量 · 煎服，9～15 g；或入丸、散。

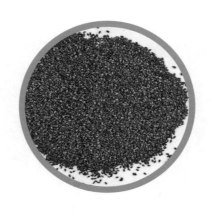

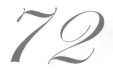 **黑胡椒**

植物拉丁学名	*Piper nigrum* L.
植物所属科名	胡椒科。
类　别	温里药。
可食用及药用部位	植物的成熟果实。
性　味	味辛，性热。
归　经	归胃、大肠经。
功　效	温中散寒，下气，消痰。
主　治	胃寒呕吐，腹痛泄泻，食欲不振，癫痫痰多。
用法用量	研粉吞服，0.6～1.5 g。外用适量。

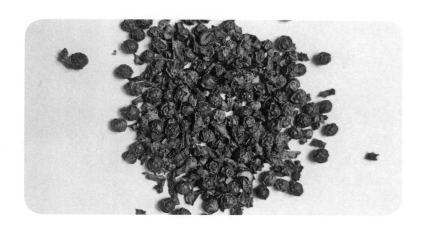

73 槐米

植物拉丁学名 • *Sophora japonica* L.

植物所属科名 • 豆科。

类　　别 • 凉血止血药。

可食用及药用部位 • 植物槐树的花蕾。

性　　味 • 味苦，性微寒。

归　　经 • 归肝、大肠经。

功　　效 • 凉血止血，清肝泻火。

主　　治 • 便血，痔血，血痢，崩漏，吐血，衄血，肝热目赤，头痛眩晕。

用法用量 • 煎汤，5～10 g。外用适量。止血多炒炭用，清热泻火宜生用。

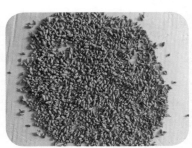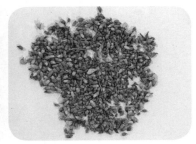

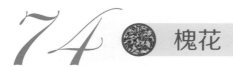

74 槐花

植物拉丁学名	•	*Sophora japonica* L.
植物所属科名	•	豆科。
类　　别	•	凉血止血药。
可食用及药用部位	•	植物槐树的花。
性　　味	•	味苦，性微寒。
归　　经	•	归肝、大肠经。
功　　效	•	凉血止血，清肝泻火。
主　　治	•	便血，痔血，血痢，崩漏，吐血，衄血，肝热目赤，头痛眩晕。
用法用量	•	煎汤，5～10 g。外用适量。止血多炒炭用，清热泻火宜生用。

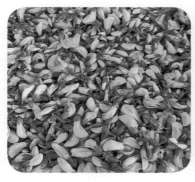

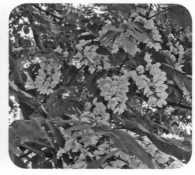

75 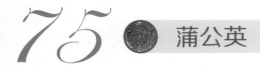 蒲公英

植物拉丁学名	蒲公英 *Taraxacum mongolicum* Hand.-Mazz. 碱地蒲公英 *Taraxacum borealisinense* Kitam.
植物所属科名	菊科。
类　　别	清热解毒药。
可食用及药用部位	植物的干燥全草。
性　　味	味苦、甘，性寒。
归　　经	归肝、胃经。
功　　效	清热解毒，消肿散结，利尿通淋。
主　　治	疔疮肿毒，乳痈，瘰疬，目赤，咽痛，肺痈，肠痈，湿热黄疸，热淋涩痛。
用法用量	煎服，9～30 g。外用适量，捣汁或入散剂。

76 蜂蜜

动物拉丁学名	中华蜜蜂 *Apis cerana* Fabricius
	意大利蜂 *Apis mellifera* Linnaeus
动物所属科名	蜜蜂科。
类　　别	补虚药。
可食用及药用部位	蜜。
性　　味	味甘，性平。
归　　经	归肺、脾、大肠经。
功　　效	补中，润燥，止痛，解毒；外用生肌敛疮。
主　　治	脘腹虚痛，肺燥干咳，肠燥便秘，解乌头类药毒；外治疮疡不敛，水火烫伤。
用法用量	煎服，15～30 g。外用：涂局部。

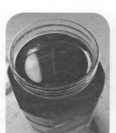 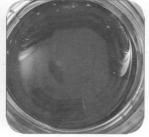

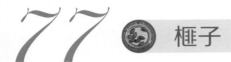

77 榧子

植物拉丁学名	*Torreya grandis* Fort.
植物所属科名	红豆杉科。
类　　别	驱虫药。
可食用及药用部位	植物的干燥成熟种子。
性　　味	味甘，性平。
归　　经	归肺、胃、大肠经。
功　　效	杀虫消积，润肺止咳，润燥通便。
主　　治	钩虫病，蛔虫病，绦虫病，虫积腹痛，小儿疳积，肺燥咳嗽，大便秘结。
用法用量	煎服，9～15 g；或入丸、散。

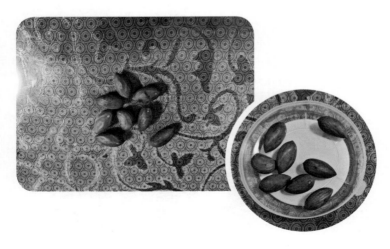

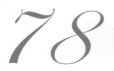

78 酸枣仁

植物拉丁学名 ·	酸枣 *Ziziphus jujuba* Mill. var. *spinosa* (Bunge) Hu ex H . F. Chou
植物所属科名 ·	鼠李科。
类　别 ·	养心安神药。
可食用及药用部位 ·	植物的成熟种子。
性　味 ·	味甘、酸，性平。
归　经 ·	归肝、胆、心经。
功　效 ·	养心补肝，宁心安神，敛汗，生津。
主　治 ·	虚烦不眠，惊悸多梦，体虚多汗，津伤口渴。
用法用量 ·	煎汤，6～15 g；研末，每次3～5 g；或入丸、散。

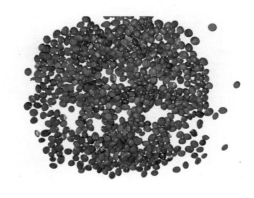

79 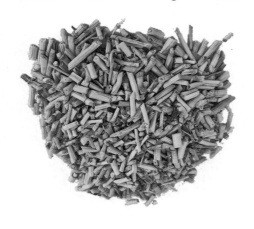 鲜白茅根

植物拉丁学名 · *Imperata cylindrica* Beauv. var. *major*
(Nees) C. E. Hubb.

植物所属科名 · 禾本科。

类　　别 · 凉血止血药。

可食用及药用部位 · 植物的干燥根茎。

性　　味 · 味甘，性寒。

归　　经 · 归肺、胃、膀胱经。

功　　效 · 凉血止血，清热利尿。

主　　治 · 血热吐血，衄血，尿血，热病烦渴，
湿热黄疸，水肿尿少，热淋涩痛。

用法用量 · 煎汤，9～30 g；鲜品加倍。

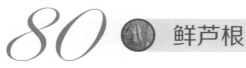

80 鲜芦根

植物拉丁学名	*Phragmites communis* Trin.
植物所属科名	禾本科。
类　　别	清热泻火药。
可食用及药用部位	植物的根茎。
性　　味	味甘，性寒。
归　　经	归肺、胃经。
功　　效	清热泻火，生津止渴，除烦，止呕，利尿。
主　　治	热病烦渴，肺热咳嗽，肺痈吐脓，胃热呕哕，热淋涩痛。
用法用量	煎汤，15 ～ 30 g；鲜品用量加倍，或捣汁用。

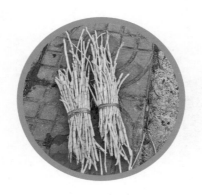

81 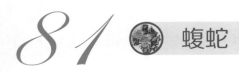 蝮蛇

动物拉丁学名 • *Agkistrodon halys (Pallas)*

动物所属科名 • 蝰科。

类　　别 • 祛风药。

可食用及药用部位 • 动物除去内脏的全体。

性　　味 • 味甘，性温。

归　　经 • 归脾、肝经。

功　　效 • 祛风，通络，止痛，解毒。

主　　治 • 风湿痹痛，麻风，瘰疬，疮疖，疥癣，痔疾，肿瘤。

用法用量 • 内服：浸酒，每条蝮蛇用60°白酒1 000 ml浸3个月，每次饮5～10 ml，日饮1～2次；或烧存性研成细粉，每次0.5～1.5 g，日服2次。外用：适量，油浸、酒渍或烧存性，研末调敷。

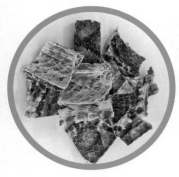

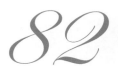 **橘皮**

植物拉丁学名	*Citrus reticulata* Blanco
植物所属科名	芸香科。
类　　别	理气药。
可食用及药用部位	植物的干燥成熟果皮。
性　　味	味苦、辛，性温。
归　　经	归肺、脾经。
功　　效	理气健脾，燥湿化痰。
主　　治	脘腹胀满，食少吐泻，咳嗽痰多。
用法用量	煎服，3 ～ 10 g；或入丸、散。

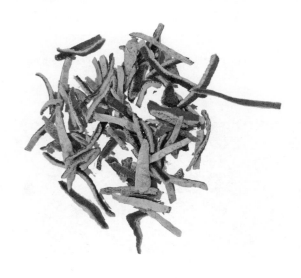

83 薄荷

植物拉丁学名	•	*Mentha haplocalyx* Briq.
植物所属科名	•	唇形科。
类　别	•	辛凉解表药。
可食用及药用部位	•	唇形科植物薄荷的全草或叶。
性　味	•	味辛，性凉。
归　经	•	归肺、肝经。
功　效	•	疏散风热，清利头目，利咽，透疹，疏肝行气。
主　治	•	风热感冒，风温初起，头痛，目赤，口疮，风疹，麻疹透发不畅，咽喉红肿疼痛，胸胁胀闷等。
用法用量	•	煎服，3～9 g，宜后下；外用捣汁或煎汁涂。

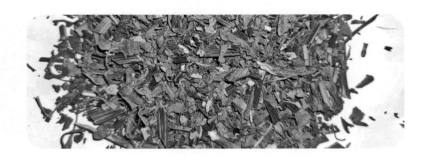

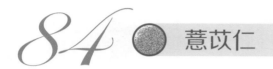

84 薏苡仁

植物拉丁学名 · *Coix lacryma-jobi* L. var. *mayuen* (Roman.) Stapf

植物所属科名 · 禾本科。

类 别 · 利水渗湿药。

可食用及药用部位 · 植物的干燥成熟种仁。

性 味 · 味甘、淡，性凉。

归 经 · 归脾、胃、肺经。

功 效 · 利水渗湿，健脾止泻，除痹，排脓，解毒散结。

主 治 · 水肿，脚气，小便不利，脾虚泄泻，湿痹拘挛，肺痈，肠痈，赘疣，癌肿。

用法用量 · 煎服，9～30 g。

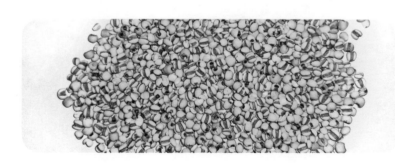

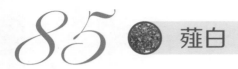 薤白

植物拉丁学名	小根蒜 *Allium macrostemon* Bge.
	薤 *Allium chinense* G. Don
植物所属科名	百合科。
类　别	理气药。
可食用及药用部位	植物的干燥鳞茎。
性　味	味辛、苦，性温。
归　经	归心、肺、胃、大肠经。
功　效	通阳散结，行气导滞。
主　治	胸痹心痛，脘腹痞满胀痛，泻痢后重。
用法用量	煎服，5～10 g；或入丸、散。外用适量，捣敷或捣汁涂。

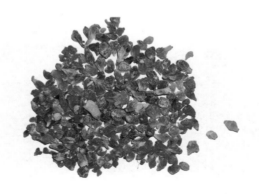

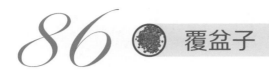
植物拉丁学名 •	*Rubus chingii* Hu
植物所属科名 •	蔷薇科。
类　别 •	收涩药。
可食用及药用部位 •	植物的干燥果实。
性　味 •	味甘、酸，性温。
归　经 •	归肝、肾、膀胱经。
功　效 •	益肾固精缩尿，养肝明目。
主　治 •	遗精滑精，遗尿尿频，阳痿早泄，目暗昏花。
用法用量 •	煎服，6～12 g；或入丸、散，亦可浸酒或熬膏。

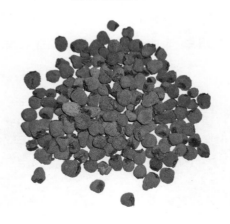

87 藿香

植物拉丁学名	广藿香 *Pogostemin cablin* (Blanco) Benth. 藿香 *Agastache rugosus* (Fisch. et Mey.) O. Ktze.
植物所属科名	唇形科。
类　别	芳香化湿药。
可食用及药用部位	全草。
性　味	味辛，性温。
归　经	归脾、胃、肺经。
功　效	化湿醒脾，辟秽和中，解暑，发表。
主　治	湿阻脾胃，脘腹胀满，湿温初起，呕吐，泄泻，暑湿，发热恶寒，胸脘满闷。
用法用量	煎汤，6～10 g；或入丸、散剂。外用适量，煎水洗，或研末搽。

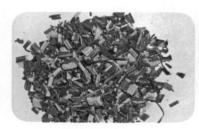 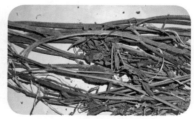

第 二 章

当归等6种新增按照传统既是食品又是中药材的物质（2019年）

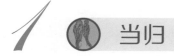

当归

植物拉丁学名	*Angelica sinensis* (Oliv.) Diels
植物所属科名	伞形科。
类　　别	补虚补血药。
可食用及药用部位	植物的干燥根。
性　　味	味甘、辛，性温。
归　　经	归肝、心、脾经。
功　　效	补血活血，调经止痛，润肠通便。
主　　治	血虚萎黄，眩晕心悸，月经不调，经闭痛经，虚寒腹痛，风湿痹痛，跌扑损伤，痈疽疮疡，肠燥便秘。
用法用量	煎服，6 ～ 12 g；或浸酒、熬膏，或入丸、散。作为食药物质使用时，仅作为香辛料和调味品。

93

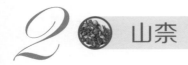

2 山柰

植物拉丁学名 · *Kaempferia galanga* L.

植物所属科名 · 姜科。

类　　别 · 温里药。

可食用及药用部位 · 植物的干燥根茎。

性　　味 · 味辛，性温。

归　　经 · 归胃、心经。

功　　效 · 行气温中，消食，止痛。

主　　治 · 胸膈胀满，脘腹冷痛，饮食不消。

用法用量 · 煎服，6～9 g；或入丸、散。外用适量，捣敷；研末调敷，或搐鼻。

作为食药物质使用时，仅作为香辛料和调味品。

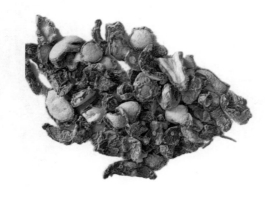

3 西红花（番红花、藏红花）

植物拉丁学名 • *Crocus sativus* L.

植物所属科名 • 鸢尾科。

类　　别 • 活血祛瘀药。

可食用及药用部位 • 植物花的干燥柱头。

性　　味 • 味甘，性微寒。

归　　经 • 归心、肝经。

功　　效 • 活血化瘀，凉血解毒，解郁安神。

主　　治 • 经闭癥瘕，产后瘀阻，温毒发斑，忧郁痞闷，惊悸发狂。

用法用量 • 煎服或沸水泡服，1～3g；或浸酒炖。作为食药物质使用时，仅作为香辛料和调味品。

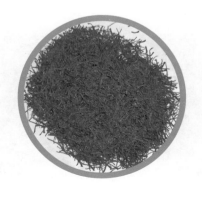

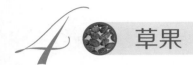 草果

植物拉丁学名 • *Amomum tsao-ko* Crevost et Lemaire

植物所属科名 • 姜科。

类　　别 • 化湿药。

可食用及药用部位 • 植物的干燥成熟果实。

性　　味 • 味辛，性温。

归　　经 • 归脾、胃经。

功　　效 • 燥湿温中，截疟除痰。

主　　治 • 寒湿内阻，脘腹胀痛，痞满呕吐，疟疾寒热，瘟疫发热。

用法用量 • 煎服，3～6 g。
作为食药物质使用时，仅作为香辛料和调味品。

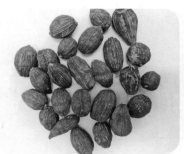
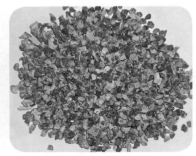

姜黄

植物拉丁学名	*Curcuma longa* L.
植物所属科名	姜科。
类　　别	活血祛瘀药。
可食用及药用部位	植物的干燥根茎。
性　　味	味辛、苦，性温。
归　　经	归脾、肝经。
功　　效	破血行气，通经止痛。
主　　治	胸胁刺痛，胸痹心痛，痛经经闭，癥瘕，风湿肩臂疼痛，跌扑肿痛。
用法用量	煎服，3～10 g；或入丸，散。外用适量，研末调敷。 作为食药物质使用时，仅作为香辛料和调味品。

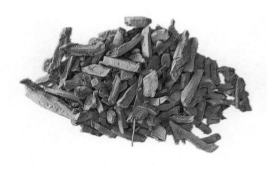

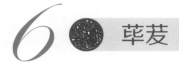

6　荜茇

植物拉丁学名 • *Piper longum* L.

植物所属科名 • 胡椒科。

类　　别 • 温里药。

可食用及药用部位 • 植物的干燥成熟果穗。

性　　味 • 味辛，性热。

归　　经 • 归胃、大肠经。

功　　效 • 温中散寒，下气止痛。

主　　治 • 脘腹冷痛，呕吐，泄泻，寒凝气滞，胸痹心痛，头痛，牙痛。

用法用量 • 煎服，1～3 g；或入丸、散。外用适量，研末或为丸，塞龋齿孔，或浸酒擦患处。

作为食药物质使用时，仅作为香辛料和调味品。

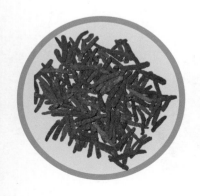

第三章

党参等9种试点按照传统既是食品又是中药材的物质（2019年）

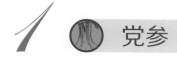

党参

植物拉丁学名	党参 *Codonopsis pilosula* (Franch.) Nannf. 素花党参 *Codonopsis pilosula* Nannf. var. *modesta* (Nannf.) L.T.Shen 川党参 *Codonopsis tangshen* Oliv.
植物所属科名	桔梗科。
类　　别	补虚补气药。
可食用及药用部位	植物的干燥根。
性　　味	味甘，性平。
归　　经	归脾、肺经。
功　　效	健脾益肺，养血生津。
主　　治	脾肺气虚，食少倦怠，咳嗽虚喘，气血不足，面色萎黄，心悸气短，津伤口渴，内热消渴。
用法用量	煎服，9～30 g。补脾益肺宜炙用。作为食药物质使用的范围，有待国家试点结束后公布。

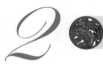 肉苁蓉

植物拉丁学名 •	*Cistanche deserticola* Y. C. Ma
植物所属科名 •	列当科。
类　别 •	补虚补阳药。
可食用及药用部位 •	植物的肉质茎。
性　味 •	味甘、咸，性温。
归　经 •	归肾、大肠经。
功　效 •	补肾阳，益精血，润肠通便。
主　治 •	肾阳不足，精血亏虚，阳痿不孕，腰膝酸软，筋骨无力，肠燥便秘。
用法用量 •	煎服，6～10 g。
	作为食药物质使用的范围，有待国家试点结束后公布。

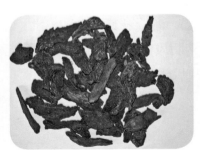
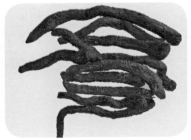

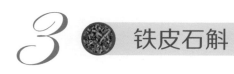

3 铁皮石斛

植物拉丁学名 •	*Dendrobium officinale* Kimura et Migo
植物所属科名 •	兰科。
类　　别 •	补虚补阴药。
可食用及药用部位 •	植物的干燥茎。
性　　味 •	味甘，性微寒。
归　　经 •	归胃、肾经。
功　　效 •	益胃生津，滋阴清热。
主　　治 •	热病津伤，口干烦渴，胃阴不足，食少干呕，病后虚热不退，阴虚火旺，骨蒸劳热，目暗不明，筋骨痿软。
用法用量 •	煎服，6 ～ 12 g，鲜品15 ～ 30 g。作为食药物质使用的范围，有待国家试点结束后公布。

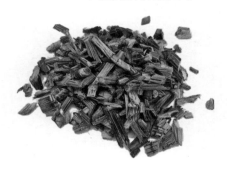

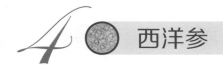

4 西洋参

植物拉丁学名	*Panax quinquefolium* L.
植物所属科名	五加科。
类　别	补虚补气药。
可食用及药用部位	植物的干燥根。
性　味	味甘、微苦，性凉。
归　经	归心、肺、肾经。
功　效	补气养阴，清热生津。
主　治	气虚阴亏，虚热烦倦，咳喘痰血，内热消渴，口燥咽干。
用法用量	煎汤，3～6 g。 作为食药物质使用的范围，有待国家试点结束后公布。

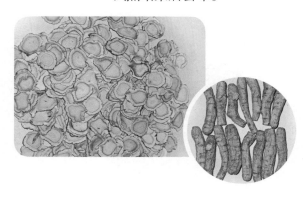

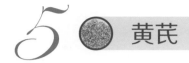

5 黄芪

植物拉丁学名	•	蒙古黄芪 *Astragalus membranaceus* (Fisch.) Bge. var. *mongholicus* (Bge.) Hsiao
		膜荚黄芪 *Astragalus membranaceus* (Fisch.) Bge.
植物所属科名	•	豆科。
类　别	•	补虚补气药。
可食用及药用部位	•	植物的干燥根。
性　味	•	味甘，性微温。
归　经	•	归肺、脾经。
功　效	•	补气升阳，益卫固表，利水消肿，敛疮生肌。
主　治	•	气虚乏力，食少便溏，中气下陷，久泻脱肛，咳喘短气，自汗盗汗，气不摄血，血痹麻木。
用法用量	•	煎汤，9～30 g；或入丸、散、膏剂。作为食药物质使用的范围，有待国家试点结束后公布。

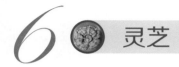

6 灵芝

植物拉丁学名	赤芝 *Ganoderma Lucidum* (Leyss. ex Fr.) Karst. 紫芝 *Ganoderma sinense* Zhao, Xu et Zhang
植物所属科名	多孔菌科。
类　　别	补虚补气药。
可食用及药用部位	植物的子实体。
性　　味	味甘，性平。
归　　经	归心、肺、肝、肾经。
功　　效	补气安神，止咳平喘。
主　　治	心神不宁，失眠心悸，肺虚咳喘，虚劳短气，不思饮食。
用法用量	煎服，6～12 g；研末吞服，1.5～3 g。作为食药物质使用的范围，有待国家试点结束后公布。

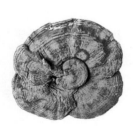

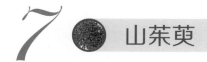

7 山茱萸

植物拉丁学名	*Cornus officinalis* Sieb. et Zucc.
植物所属科名	山茱萸科。
类　　别	收涩药。
可食用及药用部位	植物的干燥成熟果肉。
性　　味	味酸、涩，性微温。
归　　经	归肝、肾经。
功　　效	补益肝肾，收涩固脱。
主　　治	眩晕耳鸣，腰膝酸痛，阳痿遗精，遗尿尿频，崩漏带下，大汗虚脱，内热消渴。
用法用量	煎服，6～12 g；或入丸、散。作为食药物质使用的范围，有待国家试点结束后公布。

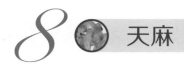

8 天麻

植物拉丁学名 •	*Gastrodia elata* Bl.
植物所属科名 •	兰科。
类　　别 •	息风止痉药。
可食用及药用部位 •	植物的干燥块茎。
性　　味 •	味甘，性平。
归　　经 •	归肝经。
功　　效 •	息风止痉，平抑肝阳，祛风通络。
主　　治 •	小儿惊风，癫痫抽搐，破伤风，头痛眩晕，手足不遂，肢体麻木，风湿痹痛。
用法用量 •	煎服，3～10 g；或入丸、散。 作为食药物质使用的范围，有待国家试点结束后公布。

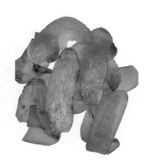

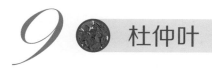

9 杜仲叶

植物拉丁学名	*Eucommia ulmoides* Oliv.
植物所属科名	杜仲科。
类　　别	补虚药。
可食用及药用部位	植物的叶。
性　　味	味微辛，性温。
归　　经	归肝、肾经。
功　　效	补肝肾、强筋骨。
主　　治	肝肾不足，头晕目眩，腰膝酸痛，筋骨痿软。
用法用量	煎服，或泡茶饮，15 ～ 30 g。外用适量，煎汤熏洗。
	作为食药物质使用的范围，有待国家试点结束后公布。

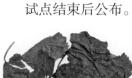
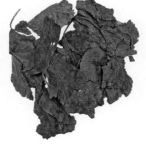

附　录

附录一 食药物质目录管理规定

关于印发《按照传统既是食品又是中药材的物质目录管理规定》的通知

国卫食品发〔2021〕36号

各省、自治区、直辖市及新疆生产建设兵团卫生健康委，中国疾病预防控制中心、国家食品安全风险评估中心：

根据《中华人民共和国食品安全法》及其实施条例的规定，经商市场监管总局同意，我委制定了《按照传统既是食品又是中药材的物质目录管理规定》。现印发给你们，请遵照执行。

国家卫生健康委

2021年11月10日

（信息公开形式：主动公开）

按照传统既是食品又是中药材的
物质目录管理规定

第一条　根据《中华人民共和国食品安全法》及其实施条例，为规范按照传统既是食品又是中药材的物质（以下简称食药物质）目录管理，制定本规定。

第二条　以保障食品安全和维护公众健康为宗旨，遵循依法、科学、公开的原则制定食药物质目录并适时更新。

第三条　食药物质是指传统作为食品，且列入《中华人民共和国药典》（以下简称《中国药典》）的物质。

第四条　国家卫生健康委会同市场监管总局制定、公布食药物质目录，对目录实施动态管理。

第五条　纳入食药物质目录的物质应当符合下列要求：

（一）有传统上作为食品食用的习惯；

（二）已经列入《中国药典》；

（三）安全性评估未发现食品安全问题；

（四）符合中药材资源保护、野生动植物保护、生态保护等相关法律法规规定。

第六条　省级卫生健康行政部门结合本辖区情况，向国家卫生健康委提出修订或增补食药物质目录的建议，同时提供下列材料：

（一）物质的基本信息（中文名、拉丁学名、所属科名、食用部位等）；

（二）传统作为食品的证明材料（证明已有30年以上作为食品食用的历史）；

（三）加工和食用方法等资料；

（四）安全性评估资料；

（五）执行的质量规格和食品安全指标。

第七条　安全性评估资料应符合以下要求：

（一）成分分析报告：包括主要成分和可能的有害成分监测结果及检测方法；

（二）卫生学检验报告：3批有代表性样品的污染物和微生物的检测结果及方法；

（三）毒理学评价报告：至少包括急性经口毒性试验、3项遗传毒性试验、90天经口毒性试验和致畸试验；其中，在古代医籍中有两部以上食疗本草记载无毒性、无服用禁忌（包括不宜久食）的品种，可以只提供本条第（一）、（二）项试验资料；

（四）药理作用的特殊针对性指标的试验资料，包括对主要药理成分的风险评估报告。

第八条　国家卫生健康委委托技术机构负责食药物质目录修订的技术审查等工作。委托的技术机构负责组织相关领域的专家，开展食药物质食品安全风险评估、社会稳定风险评估等工作，形成综合评估意见。市场监管部门根据工作需要，可指派专家参与开展食药物质食品安全风险评估、社会稳定风险评估工作。

根据工作需要，委托的技术机构可以组织专家现场调研、核查，也可以采取招标、委托等方式选择具有技术能力的单位承担相关研究论证工作。

第九条　国家卫生健康委对技术机构报送的综合评估意见进行审核，将符合本规定要求的物质纳入食药物质目录，会同市场监管总局予以公布。

公布的食药物质目录应当包括中文名、拉丁学名、所属科名、可食用部位等信息。

第十条　有下列情形之一的，应当研究修订目录：

（一）食品安全风险监测和监督管理中有新的科学证据表明存在食品安全问题；

（二）需要对食药物质的基本信息等进行调整；

（三）其他需要修订的情形。

委托的技术机构根据最新研究进展，可以向国家卫生健康委提出修订食药物质目录的建议和风险监测方案。

第十一条　对新纳入食药物质目录的物质，提出建议的省级卫生健康行政部门应当将其列入食品安全风险监测方案。根据风险监测和风险评估结果，适时提出制定或指定适用食品安全国家标准的建议。

第十二条　食品生产经营者使用食药物质应当符合国家法律、法规、食品安全标准和食药物质目录的相关规定，产品标签标识和经营中不得声称具有保健功能、不得涉及疾病预防治疗功能。

第十三条　本规定自发布之日起实施。

附录二　食药物质其他相关参考资料

◇　《中华人民共和国药典》（国家药监局　国家卫生健康委 2020年第78号公告）

◇　《中华人民共和国食品安全法》（2009年2月28日第十一届全国人民代表大会常务委员会第七次会议通过，根据2021年4月29日第十三届全国人民代表大会常务委员会第二十八次会议第二次修正）

◇　《中华人民共和国食品安全法实施条例》（中华人民共和国国务院令第721号）

◇　《卫生部关于进一步规范保健食品原料管理的通知》（卫法监发〔2002〕51号）

◇　《关于当归等6种新增按照传统既是食品又是中药材的物质公告》（国家卫生健康委、国家市场监管总局2019年第8号）

◇　《关于对党参等9种物质开展按照传统既是食品又是中药材的物质管理试点工作的通知》（国卫食品函〔2019〕311号）

◇　《本草纲目》（明代　李时珍）

食药物质中文名称索引

（备注：斜体字体的食药物质为国家试点物质）